AF336323

DE LA

CÉPHALOTRIPSIE

suivie de

L'HISTOIRE DE 15 OPÉRATIONS

DE CE GENRE

QUI ONT ÉTÉ FAITES PAR DIVERS PRATICIENS;

PAR BAUDELOCQUE (NEVEU),

PROFESSEUR D'ACCOUCHEMENT.

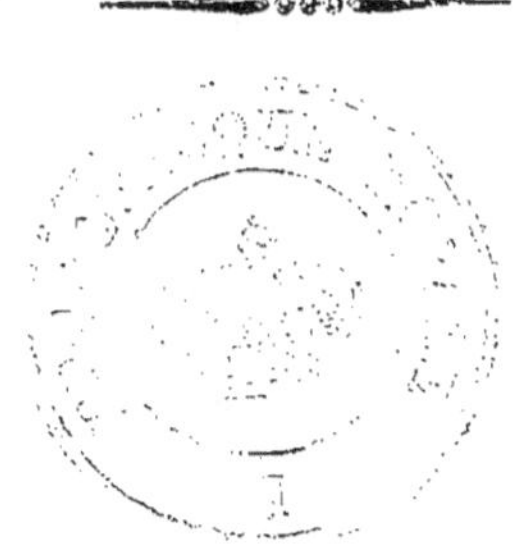

PARIS,

CHEZ L'AUTEUR, RUE MÉNARS, N. 2.

1836

A LA MÉMOIRE

De M. le Professeur BOYER,

Membre de l'Académie des Sciences de l'Institut de France,

qui approuva l'invention du Céphalotribe,

et la fit récompenser par l'Académie des Sciences.

Hommage à l'Homme de bien!

—

A LA MÉMOIRE

D'un Accoucheur auquel j'ai constamment voué une sorte de culte!

Jean-Louis BAUDELOCQUE,

mon Oncle

qui m'a institué, dans son testament, légataire de ses manuscrits.

NOTA. Dans le cas où son fils n'étudierait pas la médecine, J.-L. Baudelocque m'a institué légataire de ses manuscrits ; je suis le seul de ses parens qui exerce sa profession.

IMPRIMERIE DE HENRI DUPUY, RUE DE LA MONNAIE, 11.

HISTOIRE DU FORCEPS-CÉPHALOTRIBE.

CÉPHALOTRIBE, Κεφαλη TÊTE, Τριϐευς QUI BROIE, INSTRUMENT
PROPRE A BROYER LA TÊTE.

On a fait l'histoire du Forceps ; je vais tracer, en quelques
mots, celle du Céphalotribe.

En 1828, j'assistai à un accouchement laborieux qui ne put
être terminé que par la perforation de la tête du fœtus, que l'on
fit *avec le crochet aigu,* le bassin de la femme n'ayant que deux
pouces et un quart, d'avant en arrière, au détroit abdominal,
et le fœtus étant mort. A cette époque je ne connaissais l'opération de la perforation de la tête que par la description qu'en
ont faite les auteurs ; j'étais loin de supposer qu'il existât, de
nos jours, un procédé aussi dangereux pour la femme, aussi
pénible pour l'accoucheur, un procédé dans l'exécution duquel
l'homme le plus expérimenté ne peut s'empêcher, malgré ses
précautions, de lacérer les parties de la femme. Ces lésions furent si graves chez notre patiente, qu'elle expira de douleur
aussitôt après sa délivrance, et qu'à l'ouverture de son corps,
nous trouvâmes *le vagin criblé de perforations, le périoste du pubis gauche en partie arraché, deux fractures au pubis de ce
côté; enfin nous cherchâmes, inutilement, la vessie et le canal
de l'urètre.*

A la maison d'accouchement de Paris, sept femmes sur quinze
périssaient dans le même cas, entre les mains les plus habiles
(Onzième Mémoire de madame Lachapelle); tel était l'état de
l'art des accouchemens.

Déjà, cependant, l'un des praticiens qui ont le plus concouru
aux progrès de l'art des accouchemens, mon Oncle, le professeur Baudelocque, avait dévoilé les dangers des instrumens
aigus : « Que ne doit-on pas craindre pour la femme, disait-il,

de l'usage du crochet aigu conduit profondément, sans guide, et comme au hasard! Sera-t-on assuré d'en implanter constamment la pointe sur la tête du fœtus, et, lorsqu'elle s'en écartera, de la détourner des parties de la mère qui l'enveloppent si étroitement! Il ne serait pas difficile de prouver qu'il est mort plus de femmes, à la suite de l'application des crochets, que de l'opération césarienne, si l'on avait formé un recueil de toutes celles que l'on a délivrées, ou tenté de délivrer avec les crochets, comme on l'a fait à l'égard des femmes qui ont été soumises à l'opération césarienne. *Nous avons constamment observé des contusions et des déchirures à la matrice, au vagin, au rectum, et à d'autres parties environnantes, à l'ouverture du cadavre des femmes qui étaient mortes à la suite d'un pareil accouchement*, le cas paraissant bien plus favorable à l'application des crochets, puisque le bassin était au-dessus de deux pouces de diamètre. » (Mémoire sur l'Opération césarienne, inséré dans le T. V du Recueil périodique de la Société de Médecine, vendémiaire an VII, page 33.)

Il s'agissait donc de remplacer les perforateurs et les crochets par un instrument qui pût délivrer la femme en un instant, et sans danger pour elle.

Aussitôt, je conçus l'idée de broyer la tête du fœtus à l'aide d'un forceps auquel je devais donner de la pesanteur, et dont je ferais mouvoir les branches avec une manivelle qui tournerait une vis.

La première épreuve de cet instrument étant exécutée, j'en consignai l'idée à l'Académie des Sciences, le 14 janvier 1829, dans une lettre ainsi conçue, et qui fut lue publiquement : *Comprimer et réduire, avec un forceps particulier, la tête du fœtus mort, à tel point qu'elle puisse traverser, ensuite, le bassin le plus petit ou le plus déformé.*

Je ne rappellerai pas les titres que me valut cette proposition; ces titres sont ceux que l'on s'empresse d'accorder aux novateurs; ce sont des hommes à projet, des visionnaires, des amis du merveilleux, etc., etc.; telle est leur première récompense; plus tard, quand leur proposition est reconnue bonne, mais alors, seulement, qu'elle est vraiment bonne, on leur en dispute la priorité; ou bien les plus adroits cherchent à y attacher leur nom ; c'est là ce qui complique l'histoire de toute sles inventions humaines.

Je fis de nombreux essais de cet instrument que je modifiai de toutes manières ; tantôt j'en augmentais, tantôt j'en diminuais le poids ; je fis faire des instrumens *trempés*, et d'autres non trempés ; enfin le sixième instrument me paraissant bien confectionné, j'en fis l'essai sur une femme en travail, que je délivrai *en douze minutes*.

Certain, dès-lors, de l'effet du Céphalotribe, je le présentai au jugement de l'Académie des Sciences, dans le cours de la même année. M. Boyer fut chargé de faire un rapport sur cet instrument ; il lui accorda son approbation. L'autorité de ce praticien, dont le nom sera révéré tant que l'on étudiera la chirurgie, suffit pour répandre bientôt le Céphalotribe dans toute l'Europe : son jugement fut un verdict ; aussi éveilla-t-il quelques prétentions. *On réclama aussitôt la priorité d'une invention à laquelle on n'avait jamais pensé ; on annonça lui avoir apporté des corrections utiles :* l'expérience prouva que ces corrections étaient mauvaises. Néanmoins, je continuai de m'occuper du perfectionnement du Céphalotribe, et il est, sans doute, aujourd'hui tel qu'il restera toujours ; il fera, j'en suis convaincu, autant de bien que les crochets ont fait de mal. *C'est pour l'invention de cet instrument que l'Académie des Sciences m'a décerné en* 1833 *une médaille de* 2,000 *francs.*

Le Céphalotribe a maintenant été employé quinze fois, par divers praticiens : ils le préfèrent aux perforateurs et aux crochets.

DE LA CÉPHALOTRIPSIE.

—

Κεφαλη, TÊTE, Τριψις, BROIEMENT.

—

Lorsque le bassin de la femme est si mal conformé et si étroit, que l'accouchement par les voies naturelles est absolument impossible, soit qu'on se serve du forceps, soit qu'on fasse la version du fœtus, si celui-ci est vivant, on doit avoir recours à l'opération césarienne, ou à la section de la symphyse des pubis, suivant l'étendue du diamètre antéro-postérieur du détroit abdominal du bassin ; mais si le fœtus est mort, rien ne rendrait excusables les opérations pratiquées sur le corps de la femme, pour l'extraction de cet enfant devenu un cadavre.

Quand on a tout à la fois la certitude de la mort du fœtus, et de l'impossibilité absolue, de l'accouchement par les voies naturelles, presque tous les auteurs conseillent d'ouvrir la voûte du crâne du fœtus, de la vider et de l'affaisser, afin de détruire la disproportion qui existe entre le volume de la tête du fœtus, et les dimensions du bassin de la mère.

Cette opération pouvant être pratiquée sans porter presque aucune atteinte aux organes de la femme, mériterait la préférence sur tous les autres procédés, si la diminution qu'elle produit dans le volume de la tête, faisait cesser la disproportion entre ce volume et les dimensions du bassin ; mais comme elle n'apporte aucun changement dans le volume de la base du crâne, il en résulte qu'après avoir perforé et vidé cette boîte osseuse, on est obligé d'en briser la base avec des crochets pointus ou des tenailles incisives ; or, on conçoit aisément, combien l'usage de ces instrumens est dangereux pour la femme, dont ils peuvent déchirer la matrice, le vagin, et les parties environnantes, et même pour l'opérateur, dont ils peuvent blesser les doigts. C'est pour obvier à de si graves accidens, que j'ai imaginé un instrument au moyen duquel, on peut, en un instant, écraser la tête de l'enfant, et la réduire à un si petit volume, qu'elle peut franchir ensuite le bassin le plus étroit.

Cet instrument, qui est un forceps particulier, se compose de deux branches auxquelles s'ajoute une manivelle. Des deux branches, l'une s'appelle droite, et l'autre gauche. Il faut distinguer à chacune d'elles, la cuillère et son manche; à la branche droite, l'axe; à la gauche, l'échancrure qui reçoit l'axe.

La manivelle se compose de la vis, du levier qui la fait mouvoir, et de sa poignée.

Le poids total de l'instrument est de *quatre* livres au plus. La longueur de chacune des branches est de vingt pouces et demi.

La longueur des cuillères, mesurée depuis l'axe, est de neuf pouces et demi; elles n'ont pas d'ouverture.

La courbure de leurs bords (courbure nouvelle) est de trois pouces un quart, mesurée d'un plan horizontal à leurs bords inferieurs.

La courbure de la face de chacune d'elles (courbure ancienne) est de six lignes; ainsi, lorsque les deux branches sont croisées et réunies, l'intervalle qui sépare les bords supérieurs et inférieurs des cuillères est d'un pouce; et l'épaisseur totale des cuillères prise extérieurement, et du haut en bas de chacune d'elles, est de dix-huit lignes. La longueur des manches est de onze pouces.

L'axe, ou pivot supporté par la branche droite, est placé entre la cuillère et son manche; son épaisseur est de quatre lignes: on conçoit qu'il doit être très-fort.

La jonction des branches est semblable à celle du forceps de Smellie; seulement elle est en dessous au lieu d'être en dessus, et se trouve à la branche droite, au lieu d'être à la branche gauche. J'ai fait ce changement, parce que quand la jonction se trouvait à la branche gauche, elle gênait dans l'introduction de la branche droite.

La longueur de la vis est de huit pouces et demi. La longueur du levier est de cinq pouces.

L'instrument *doit avoir été trempé*, afin que l'acier ait acquis beaucoup de raideur et de résistance.

Comme quelque coutelier pourrait, par un amour-propre

mal entendu, ou par l'appât du gain, diminuer le poids de cet instrument, je dois prévenir que son poids n'est pas trop considérable, vu la résistance de la tête du fœtus *.

Pour lui donner la solidité nécessaire, et agir avec promptitude, sans déployer aucun effort musculaire, j'ai conçu l'idée d'employer une vis à trois filets, parce qu'ainsi le pas de chaque hélice est assez grand, et que la pression sur chaque élément de la vis est réduite au tiers : en ayant égard à la longueur du levier qui mène la vis, aux pas de celle-ci, et aux distances qui séparent de l'axe de l'instrument les points d'application de la puissance et de la résistance, on trouve que le rapport approximatif de la puissance à la résistance est comme 1 : 165.

Cet instrument s'applique sur la tête du fœtus avec les précautions recommandées pour l'usage du forceps ; il faut avoir le soin de plonger les cuillères, dans les parties de la femme, aussi profondément que quand on applique le forceps ordinaire, an-dessus du détroit abdominal, afin qu'elles saisissent parfaitement la tête, suivant toute la longueur du diamètre occipito-mentonnier. Sans cette précaution, la base du crâne pourrait ne pas être totalement broyée, et dans certains cas de difformité extrême du bassin, on serait peut-être obligé de desserrer la vis et de retirer les cuillères pour les plonger de nouveau un peu plus profondément. Les deux cuillères étant introduites, on passe la vis dans les trous qui traversent les branches, et l'on tourne la poignée de la manivelle. Pendant la rotation de la vis, la tête est comprimée avec une telle force, que la matière cérébrale s'échappe par le cuir chevelu qui se déchire, et s'écoule hors des parties de la femme ; les os qui constituent la base du crâne sortent de leur ligne de direction, et anticipent les uns sur les autres, sans former aucune esquille : la tête étant ainai écrasée, on extrait ensuite le fœtus comme si on agissait avec le forceps ordinaire.

Quand la tête a été bien saisie par le Céphalotribe, et par conséquent la base du crâne parfaitement broyée, si l'on mesure, immédiatement après son extraction, l'intervalle qui existe en-

---

* M. Sirhenry, coutelier, place de l'École-de-Médecine, n. 6, fabrique le mieux cet instrument.

tre la surface externe de l'une des cuillères et celle de l'autre à leur partie moyenne, on trouve que cet intervalle est de vingt-une à vingt-deux lignes, parce que les cuillères ont cédé de quelques lignes à cause de leur élasticité, pendant la pression qu'elles ont exercée sur la tête : ainsi, cet instrument a pour effet de réduire l'épaisseur de la tête, qui est souvent de trois pouces et demi, à celle d'un pouce.

Les circonstances dans lesquelles on se sert du Céphalotribe sont absolument les mêmes que celles dans lesquelles on pratiquait la perforation de la tête; ainsi, des quinze femmes chez lesquelles on a fait la perforation de la tête, à la maison d'accouchement de Paris (*Voy. le onzième Mémoire de madame Lachapelle*), cet instrument, s'il avait été inventé plus tôt, aurait pu en délivrer quatorze et les conserver; mais probablement il n'aurait pas pu être utile à la femme dont le bassin n'avait que dix-neuf lignes. Quant à l'usage de cet instrument, on l'introduit toujours par le diamètre du détroit resserré qui offre le plus de largeur.

Première observation. — *Ovale supérieur de la tête en première position, broiement, femme guérie.*

Le 5 février 1829, une femme âgée de vingt-un ans, d'une petite stature, d'une constitution scrophuleuse, ayant la partie inférieure de la colonne vertébrale portée en avant, ressentit les douleurs de l'enfantement. A neuf heures du soir rupture des membranes, écoulement d'une grande quantité d'eau, col utérin peu ouvert. Pendant la nuit les douleurs devinrent moins fréquentes.

Le 7 au matin, douleur aiguë à l'hypocondre droit; col utérin un peu plus ouvert, mais épais; présentation de l'ovale supérieur de la tête au détroit abdominal, écoulement du méconium. (Saignée, bain, lavement, fumigation vers la vulve). Appelé quelque temps après, je propose une nouvelle saignée et un bain. Je reconnais que le diamètre antéro-postérieur du détroit abdominal n'a que *deux pouces huit ou neuf lignes*, que la forme de ce détroit est régulière, que l'orifice utérin a dix-huit ou vingt lignes de diamètre, et encore plusieurs lignes d'épaisseur, que le cuir chevelu présente une tumeur résistante et que l'écoulement qui se fait par la vulve est très-fétide.

Le 8, abdomen tendu, ballonné, sensible, fièvre (saignée et bain). Je réunis en consultation MM. Desormeaux et Paul Dubois. Alors l'ouverture du col utérin était de deux pouces transversalement, il avait encore quelques lignes d'épaisseur; la tumeur formée par le cuir chevelu était encore résistante, l'un des pariétaux faisait saillie dans le détroit abdominal. Nous pensâmes tous que le fœtus était mort, à cause de l'évacuation du méconium, de la longueur du travail, et à cause de la compression que le fœtus éprouvait depuis si long-temps, et qu'on ne pourrait terminer l'accouchement, si l'application du forceps ne suffisait pas, qu'en diminuant la volume de la tête. Vers le soir, point de changement dans la résistance du col utérin, ni dans son degré d'ouverture; je n'opérai pas.

Le 9 au matin, les parties molles n'étaient ni plus souples, ni plus dilatables; pendant la journée, le travail reprit, les contractions utérines redevinrent fréquentes. Le soir, la femme prit un bain d'une heure et demie; à huit heures, peau chaude, pouls fort, abdomen tendu, mais moins sensible que la veille; col utérin plus souple, mais non pas plus ouvert. La péritonite avait été appaisée par le traitement anti-phlogistique, mais la métrite existait encore, et les douleurs s'éloignaient de nouveau les unes des autres. Il s'était écoulé soixante-quinze heures depuis le commencement du travail, et soixante-treize depuis la rupture des membranes; l'état de la femme était devenu extrêmement grave.

Sans perdre de temps à essayer le forceps dont je crus l'application inutile et dangereuse, je fis le broiement de la tête. La femme eut si peu conscience de cette opération, qu'elle témoigna de l'étonnement lorsque je cessai de tourner la vis de l'instrument. Le périnée n'offrit pas la moindre déchirure après l'accouchement; le fœtus qui commençait à se putréfier pesait six livres. La délivrance se fit naturellement une heure environ après l'accouchement. Des symptômes de métrite se manifestèrent de nouveau, et les lochies se supprimèrent. La malade fut traitée convenablement. Les lochies reparurent le 11, elle entra en convalescence le 16, et fut tout-à-fait rendue à la santé vers la fin de février.

MM. Evrat (neveu), Delestre et madame Boudet, sage-femme, ont été témoins de cette opération.

DEUXIÈME OBSERVATION.—*Ovale supérieur de la tête en première position, diverses tentatives de version et d'application du forceps, broiement, femme guérie.*

Le 18 novembre 1830, je fus appelé pour délivrer une femme âgée de quarante ans environ, dont le bassin régulier *a deux pouces trois quarts;* elle était déjà accouchée, long-temps auparavant, d'une fille qui, en venant au monde, était fort petite, et qui fut extraite avec le forceps, après un travail très-long; aussi son accoucheur l'avait-il engagée à ne plus faire d'enfant.

Devenue veuve, elle s'était remariée à un jeune homme robuste; aussi son second enfant fut-il très-gros.

Cette femme était en travail depuis soixante heures, l'eau de l'amnios s'était écoulée la veille. Depuis trois heures environ, on faisait des tentatives pour l'accoucher ; tant à l'aide du forceps qu'on avait appliqué plusieurs fois, que de la version que l'on venait de regarder comme impossible. La mort du fœtus étant rendue évidente par l'absence des pulsations dans le cordon ombilical qui était au dehors, et l'impossibilité de l'accouchement étant reconnue par les médecins qui étaient présens, je broyai la tête qui était située en première position, au-dessus du détroit abdominal. L'enfant fut extrait promptement ; il pesait huit livres et demie : il n'y eut pas de déchirure au périnée.

Après l'accouchement, cette femme fut prise d'une métrovaginite sur-aiguë, qui fut combattue, pendant les trente-six premières heures, par sept larges saignées. Quarante-huit heures après, les symptômes inflammatoires étaient appaisés, mais cette femme présenta bientôt les signes de la fièvre typhoïde ; il se forma une escarre au sacrum, les lochies prirent une odeur gangréneuse très-prononcée, il y eut écoulement involontaire de l'urine et des matière fécales.

Le sixième jour, une escarre de la largeur de six lignes se détacha du vagin ou de la matrice, et fut trouvée dans les urines ; le quinzième jour, il s'en détacha une autre, mais beaucoup plus large que la première. Vers la fin de la troisième semaine, l'état de cette femme commença à s'améliorer ; à cette époque, quelques injections d'une solution de chlorure de chaux dans l'intérieur du vagin et de la matrice, firent disparaître en peu de jours l'odeur gangréneuse des lochies ; la membrane muqueuse du vagin, qui était livide, devint d'une couleur rosée, et la fièvre cessa. La convalescence, qui commença vers le trentième jour après l'accouchement, ne présenta rien de remarquable, si ce n'est une extrême faiblesse ; quelques mois après, cette femme avait repris de l'embonpoint, et les règles reparurent, pour la première fois, six mois après l'accouchement.

MM. Boué, Lamouroux, Rey, et Lagneau, ont été temoins de cette opération.

TROISIÈME OBSERVATION. — *Ovale supérieur de la tête en première position, version, extraction du tronc, tête au détroit abdominal, broiement, femme guérie.*

Une femme, âgée de trente ans, était entrée, au huitième mois de sa grossesse, dans l'un des hôpitaux de Paris, pour y être traitée d'une entérite assez grave. Le 16 mai 1831, je fus appelé pour assister cette femme. Déjà l'on avait appliqué plusieurs fois le forceps sur la tête ; mais l'instrument avait lâché prise. On avait fait ensuite la version du fœtus et l'extraction du tronc ; mais la tête que l'on avait essayé d'entraîner, d'abord avec les doigts portés dans la bouche, puis avec le forceps, se trouvait au détroit abdominal. Ces tentatives avaient duré plusieurs heures, le périnée était déchiré ; le cordon ombilical qui était au dehors avait cessé de battre depuis long-temps. Je procédai au broiement de la tête ; je portai, sans difficulté, la branche gauche du Céphalotribe, au devant de la symphyse sacro-iliaque gauche, sur le côté gauche de la tête du fœtus ; mais l'introduction de la branche droite me présenta des difficultés assez grandes., sans doute à cause de l'irritation de la matrice que les diverses manœuvres avaient produite. Cette branche fut d'abord passée entre la paroi cotyloïdienne droite et le côté correspondant de la tête ; mais elle ne put être jointe à l'autre. Je fus obligé de la retirer pour la plonger à plat et profondément au devant du visage, et la faire venir ensuite entre la paroi cotyloïdienne droite et le côté correspondant de la têté : alors je pus réunir les branches. La tête fut comprimée, écrasée, et extraite. Le bassin *avait deux pouces trois quarts*. L'enfant pesait huit livres et demie.

Dans les premiers jours qui suivirent l'accouchement, la femme se plaignit de douleurs dans la région hypogastrique, elle eut une fièvre violente ; cependant les lochies continuaient de couler. Je fis plusieurs saignées, je prescrivis une diète sévère. Dès le lendemain, j'injectai, dans l'intérieur de la matrice, de l'eau tiède avec addition de chlorure de chaux, des escarres se formèrent au périnée et se détachèrent le sixième jour ; la plaie résultant de leur chute devint vermeille, ainsi que toute la membrane muqueuse du vagin, et la fièvre diminua peu à peu. Cependant les selles restèrent fréquentes, l'émission de l'urine était toujours involontaire, quoique l'urètre fût intact. Quelquefois, pendant le jour ou la nuit, il y avait un léger délire. Le 4 juin, je fis transférer cette femme à l'hôpital Beaujon, où elle fut confiée aux soins de M. Renauldin ; alors elle n'avait plus qu'une très-grande faiblesse, un mal de tête violent, et deux ou trois selles par jour. Dès le lendemain de son arrivée, six sangsues lui furent appliquées au-dessous de chaque oreille : on lui donna du bouillon coupé ; le mal de tête diminua : les jours suivans, on augmenta la quantité des alimens, et la convalescence se consolida. Le 12 juillet, la femme était parfaitement rétablie, et sortit de l'hôpital.

Cette opération a été pratiquée devant M. Gerdy et une vingtaine d'élèves.

QUATRIÈME OBSERVATION. — *Ovale supérieur de la tête en première position, tentatives inutiles d'application du forceps, broiement, femme guérie.*

Le 10 février 1834, nous nous réunîmes vers sept heures du soir, MM. Dufrénois, Barbette (jeune) et moi, pour assister une femme qui était en travail depuis soixante heures, éprouvant les douleurs les plus vives. Cette femme, de très-petite stature, de constitution rachitique, a les jambes arquées, et le bassin mal conformé, surtout du côté gauche. Le diamètre antéro-postérieur du détroit abdominal de ce canal est de *deux pouces et demi*. En vain deux d'entre nous avaient déjà tenté l'application du forceps. L'absence de tout mouvement, de la part du fœtus, l'écoulement, par les parties, d'un liquide fétide mêlé à une quantité notable de méconium, le temps depuis lequel le travail avait commencé, nous confirmèrent dans l'opinion que l'enfant avait cessé de vivre, et nous pensâmes que le seul moyen de délivrer la patiente, était d'agir sur la tête de l'enfant, et d'en diminuer le volume : je fus chargé de cette opération. J'introduisis le Céphalotribe avec facilité, et en dix minutes la tête fut broyée, et l'enfant extrait sans d'autres lésions des parties de la mère, qu'une légère échancrure qui fut faite au périnée, lors du passage des épaules.

Le poids du fœtus était de six livres; la femme avait à peine eu conscience de l'opération, et les suites de l'accouchement furent très-heureuses.

CINQUIÈME OBSERVATION. — *Ovale supérieur de la tête en deuxième position, tentatives inutiles d'application du forceps, broiement, femme morte deux mois après.*

Le 29 avril 1834, j'ai pratiqué le broiement de la tête, en présence de MM. Paguéguy et Fourcadel; jamais je n'avais rencontré un cas aussi difficile, quoique le bassin fût *bien conformé*. L'obstacle à l'expulsion de l'enfant qui était mort au moment où j'arrivai près de la femme, provenait de son volume excessif. Après avoir employé inutilement le forceps ordinaire, j'appliquai le Céphalotribe sur la tête, située au-dessus du détroit abdominal; en quelques minutes, j'opérai l'extraction de la tête, mais alors j'éprouvai les plus grandes difficultés pour l'extraction du tronc qui s'enclava dans le bassin. La tête sur laquelle j'étais forcé de tirer ne tarda pas à lâcher prise et fut arrachée; je tirai sur un bras qui se détacha de même; je pris alors le parti de faire la version du tronc, en conséquence, avec la main droite que je ne pus faire pénétrer dans les parties de la femme, qu'en écrasant la poitrine; je saisis les pieds au fond de l'utérus, et je les amenai au dehors. L'extraction de la poitrine fut très-difficile; cet enfant pesait onze à douze livres. La mère accouchait pour la première fois.

Quelques jours après l'accouchement, la femme fut prise de métropéritonite qui nécessita un traitement anti-phlogistique très-énergique. Vers la troisième semaine, elle eut une colite intense qui fut traitée de la même manière; cependant un mois après, elle était sans fièvre, et l'on pouvait la regarder comme convalescente; aussi nous lui conseillâmes d'aller à la campagne, où elle ne resta que quelques jours; de retour à Paris, elle eut de nouveau la fièvre avec exacerbation le soir, la diarrhée reparut; elle maigrit, eut du délire, et succomba deux mois et quelques jours après l'accouchement.

A l'ouverture du cadavre, M. Paguéguy et moi, nous trouvâmes le péritoine et les organes génitaux parfaitement sains, la muqueuse de l'intestin grêle fort injectée, celle du colon descendant et celle du rectum parsemées de perforations qui indiquaient que des escarres s'en étaient détachées.

SɪxɪÈᴍᴇ ᴏʙsᴇʀᴠᴀᴛɪᴏɴ. — *Ovale antérieur de la tête en troisième position, tentatives inutiles de version, broiement, femme merte six jours après.*

Au mois de mars 1835, je fus demandé par une sage-femme, madame Capitaine, pour délivrer une femme, demeurant boulevard de la Magdeleine.

Cette femme, âgée de quarante ans, primipare, était grande et forte. L'eau était écoulée depuis trente-six heures, le fœtus présentait le visage à l'orifice utérin qui était complètement ouvert, le bassin avait *son étendue ordinaire;* déjà l'on avait essayé, à diverses reprises, la version du fœtus. Je réitérai à mon tour le même essai, et je ne pus jamais saisir les extrémités abdominales du fœtus, tant l'utérus était contracté; je tâchai de ramener l'ovale supérieur de la tête au détroit abdominal, pour la saisir ensuite avec le forceps; vains efforts! Je pris alors le parti d'appliquer cet instrument sur les côtés de la tête, il me fut encore impossible de l'entraîner; que restait-il à faire, si ce n'est de morceler le fœtus? Il n'y avait plus de doute sur l'impossibilité de l'extraire par la version ou par le forceps, plus de doute sur sa mort; en conséquence, j'appliquai le Céphalotribe, et en quelques minutes je finis un travail qui avait été si pénible et si dangereux pour la femme, si fatigant et si douloureux pour moi; l'enfant pesait dix livres.

Les premiers jours des couches se passèrent sans accident, les lochies s'écoulaient, le ventre n'était pas douloureux, mais l'utérus conservait beaucoup de volume, et la fièvre de lait ne se manifestait pas. Le quatrième jour, l'accouchée fut prise d'un frisson violent suivi de sueur; ce frisson se renouvela pendant la nuit du cinquième au sixième jour, et fut accompagné d'un léger délire, puis elle expira.

A l'ouverture du cadavre, M. Sestié et moi, nous trouvâmes l'utérus agrandi, ses parois engorgées et ramollies, sa membrane muqueuse fort injectée, et noire dans quelques points, surtout dans l'endroit du col utérin, où avaient porté mes efforts.

En résumé, cette femme a succombé à une métrite gangréneuse, qui a été produite, bien évidemment, par toutes les manœuvres qui avaient été faites avant mon arrivée, et par celles que j'ai renouvelées dans le but d'extraire le fœtus par la version. Aussi je me repens de ne point avoir pratiqué la Céphalotripsie aussitôt que j'eus reconnu que la version était impossible.

Septième observation. — *Ovale supérieur de la tête en première position, tentatives inutiles d'application du forceps, broiement, femme guérie.*

Le 1er juillet 1835, M. Triger m'invita à le seconder dans la terminaison d'un accouchement pour lequel il avait déjà fait usage du forceps.

La femme âgée de trente-six ans environ, primipare, était en travail depuis trois jours, les membranes s'étaient rompues depuis plus de quarante-huit heures ; l'ovale supérieur de la tête du fœtus était situé au détroit abdominal, qui offrait un rétrécissement ; au moment où je vis la patiente, elle n'avait plus que des douleurs très-faibles, tant elle était épuisée. M. Triger avait appliqué, à deux reprises, le forceps sur les côtés de la tête, pour l'entraîner dans le bassin. Comme cet instrument avait été très-bien appliqué, et comme les efforts exercés sur lui avaient été aussi considérables que possible, il devenait inutile que je le réappliquasse. En conséquence, nous nous servîmes du Céphalotribe, et l'enfant fut bientôt extrait. Son poids était de douze livres environ.

Ainsi l'obstacle à l'expulsion du fœtus provenait évidemment ici, comme dans plusieurs cas précédens, de son volume excessif. La mère n'éprouva aucun accident.

Huitième observation. — *Ovale supérieur de la tête en première position, tentatives inutiles d'application du forceps, broiement, femme guérie.*

Au mois de septembre 1835, je fus demandé, par M. Halma-Grand, pour pratiquer, en sa présence, la Céphalotripsie, chez une femme rachitique, de petite stature, de constitution scrophuleuse, à membres contournés, en un mot portant toutes les traces du rachitisme et d'anciennes scrophules. Cette femme était arrivée à sa troisième grossesse ; les deux premières s'étaient terminées naturellement, avant terme, et les enfans étaient très-petits : aussi leur naissance avait-elle été facile.

Trois jours de travail, écoulement de l'eau dès le commencement, séjour de la tête au-dessus du détroit abdominal, plus de douleurs ; diverses applications du forceps sans résultat, réunion des signes les plus propres à faire croire que l'enfant était mort, tel était le cas dans lequel cette femme se trouvait, et qui m'était présenté.

Le bassin, mesuré des pubis au sacrum, est de *deux pouces et demi* au plus, et son détroit abdominal est irrégulier ; la Céphalotripsie convenait donc parfaitement ; en conséquence, le Céphalotribe fut appliqué, et, en quelques instans, la tête du fœtus fut amenée hors des parties de la femme ; le poids de l'enfant était de six livres. L'accouchée n'a éprouvé aucun accident.

Cette opération, comme toutes celles qui précèdent, a été

pratiquée devant plusieurs autres gens de l'art; aucune d'elles n'a été faite, sans que chacun d'eux ne se soit assuré de la mort de l'enfant, et de l'impossibilité de l'accouchement par le forceps, ou par la version.

—

Voici une observation de Céphalotripsie que M. Barbette (aîné) a bien voulu me communiquer.

En 1835, dit cet estimable praticien, une femme âgée de 24 ans, d'une très-petite stature, en apparence bien constituée, et n'offrant aucune trace de scrophules ni de rachitisme, parvint sans accident au terme de sa première grossesse, et ressentit les douleurs de l'enfantement; appelé peu de temps après, M. Rivaillé constata et suivit le travail: présentation par le vertex, souplesse des parties molles, rupture spontanée de la poche, et écoulement des eaux après dix-huit ou vingt heures; tout annonçait une issue favorable. Cependant les douleurs redoublèrent, et bien qu'elles fussent très-rapprochées, et les efforts de la femme très-énergiques, M. Rivaillé s'aperçut que la tête ne s'engageait point dans l'excavation, et qu'elle restait au-dessus du détroit abdominal comme sur un plancher. Il en chercha la cause, et découvrit dans cette région du bassin un rétrécissement très-marqué, dans la direction du diamètre antéro-postérieur; alors il songea au forceps, l'appliqua suivant les règles de l'art; vains efforts! la tête résista, et je fus appelé.

Je vis une femme épuisée, triste et abattue, dont le ventre était distendu et d'une extrême sensibilité; les contractions utérines, déjà faibles, devenaient progressivement plus rares et sans effet. Poursuivant mon examen, je sentis que les parties molles et surtout le canal de l'urètre étaient prodigieusement gonflés, que le diamètre antéro-postérieur du détroit abdominal n'avait pas plus *de deux pouces et demi d'étendue*, que le col était complètement dilaté, et qu'une tête mobile, facile à déplacer, et sans gonflement occipital, se présentait par le vertex dans la position directe occipito-pubienne.

Je n'hésitai pas à proposer le Céphalotribe, il fut accepté. J'introduisis successivement les deux branches sans difficulté, après avoir fait appliquer les deux mains d'un aide sur l'hypogastre pour fixer la tête. Celle-ci ayant été saisie suivant sa longueur, la briser et l'extraire par des tractions méthodiques fut l'affaire de quelques minutes. La femme souffrit peu pendant cette manœuvre. Délivrée un quart-d'heure après, elle fut mise dans son lit. Un traitement de quinze jours la rendit à ses occupations ordinaires; *mais il lui resta une infirmité* qu'on aurait pu certainement prévenir, si l'on avait songé plus tôt au Céphalotribe; je veux parler d'une fistule vésico-vaginale.

—

M. Paul Dubois a fait *cinq fois* la Céphalotripsie; mais comme il ne m'a pas communiqué ses observations sur cette opération, je ne puis en donner les détails.

En m'adressant une observation de Céphalotripsie, M. Velpeau m'a donné la même preuve d'estime et de confiance que M. Barbette (aîné) : aussi je leur en témoigne, à tous deux, ma reconnaissance.

« La femme, auprès de laquelle j'ai été appelé il y a quelques années, dit ce savant professeur, était en travail depuis trois jours. Le médecin qui l'assistait avait constaté, et nous constatâmes ensemble, *que le diamètre sacro-pubien avait moins de trois pouces*. Les signes de la mort du fœtus existaient tous. On m'avait demandé pour savoir si le broiement de la tête était indiqué ; votre Céphalotribe était là, je servis d'aide dans cette opération, qui ne fut ni très-longue, ni très-difficile, et l'enfant fut extrait entier. J'ignore quel a été le sort de la mère. »

LISTE DES FEMMES OPÉRÉES.

De celles qui ont guéri sans infirmité.	Avec infirmité.	De celles qui sont mortes.	De celles dont on n'a pas constaté l'état après les couches.
1re.			
2e.			
3e.			
4e.			
5e.		Deux mois après, entérite chronique (organes génitaux étant parfaitement sains.)	
6e.		Six jours après, métro-vaginite aiguë, suite des manœuvres longues et douloureuses faites avant la Céphalotripsie.	
7e.			
8e.			
9e.	Fistule vésico-vaginale, suite de la pression que la tête a trop long-temps exercée sur les organes génitaux, avant qu'en ait eu recours à la Céphalotripsie.		
10e.			On n'a pas constaté son état ultérieur.

Les observations précédentes sont assez nombreuses pour prouver que la Céphalotripsie est beaucoup moins dangereuse que la perforation de la tête.

En effet, le Céphalotribe est un instrument mousse comme le forceps : ses cuillères étant moins larges, on l'applique avec plus de facilité que cet instrument. Le Céphalotribe est même sans danger, car il n'a pas encore blessé une femme. L'instrument (ciseaux de Smellie) dont on se servait communément pour perforer la voûte du crâne, était loin d'être sans danger pour la femme. Les crochets et les tenailles dont on se servait pour briser la base du crâne, *arrachaient, très-souvent, les parties molles de la femme, brisaient le bassin, et déchiraient les doigts de l'accoucheur.*

La Céphalotripsie est une opération simple à pratiquer; ainsi l'application du forceps ordinaire ayant été faite d'abord, et cet instrument reconnu insuffisant, on passe sur les côtés de la tête, les cuillères du Céphalotribe, qui a pour effet de l'écraser en la comprimant, de dehors en dedans, et avec lequel on fait l'extraction du fœtus. La perforation de la tête était, au contraire, très-compliquée; elle se composait de la perforation de la voûte du crâne, puis de celle de sa base; mais auparavant, on commençait toujours par l'application du forceps; et si cet instrument était insuffisant, on faisait la version du fœtus : opérations plus ou moins longues et plus ou moins dangereuses.

L'extraction de la tête, après son broiement, n'exige de la part de l'accoucheur que peu d'efforts ; au contraire, la perforation de la totalité de la tête demandait des efforts considérables.

La durée de la Céphalotripsie n'a pas encore dépassé un quart d'heure ; la durée de la perforation de la tête était au moins de trois quarts d'heure, souvent de plusieurs heures, quelquefois de plusieurs jours.

En résumé, introduire dans les parties génitales de la femme les cuillères d'un forceps à la même profondeur que celles du forceps ordinaire, quand on l'applique au-dessus du détroit abdominal, puis tourner une vis, et extraire la tête qui est alors considérablement diminuée de volume, tel est le broiement de la tête, qui, certainement, n'a pas même les dangers de l'application du forceps ordinaire, parce qu'avec ce dernier instrument on est obligé de recourir à des efforts plus ou moins considérables, suivant le degré de disproportion qui existe entre la tête et le bassin, et ces efforts doivent durer plus ou moins long-temps.

Si donc, il ne fallait pas toujours attendre un temps aussi long pour acquérir la certitude complète de la mort du fœtus, aucune femme ne périrait jamais à la suite de la Céphalotripsie ; mais la durée du travail et les diverses manœuvres que l'on fait avant de recourir à cette opération, sont plus que suffisantes pour produire une inflammation grave des organes génitaux.

Néanmoins, malgré tous les avantages que la Céphalotripsie présente sur la perforation de la tête du fœtus, je dois faire observer de nouveau que la nécessité de la pratiquer est fort rare, et qu'elle le deviendra bien plus encore, à mesure que l'on connaîtra mieux les ressources de la nature. Je rappellerai même que mon Oncle, ce praticien qui était si sage, et à la fois si répandu, disait (*Art des accouchemens,* introduction, p. 57) « n'avoir employé les crochets, y compris les autres instru- » mens de la même espèce, que *quatre à cinq fois, dans le cours* » *de trente-cinq ans,* sans y comprendre le très-petit nombre » d'occasions qu'il a eus de les employer dans l'hospice confié à » ses soins, et qui est celui du monde entier où il se fait le plus » d'accouchemens, et où, par conséquent, il doit se présenter » le plus de cas difficiles.» De plus, à son exemple, j'ai constam- ment, soit dans mes cours, soit dans mes écrits, *inspiré plus de dégoût pour cette opération que de confiance.* (Paroles de J.-L. Baudelocque; introduction, page 38.)

—

Nota. Il est arrivé que, dans l'application du Céphalotribe, cet instrument n'a pas saisi la tête du fœtus; on en a conclu que ses cuillères ont une forme qui ne convient pas à celle de la tête; mais n'a-t-on pas rejeté, sur l'instrument, une faute qui dépen- dait de l'opérateur, soit parce qu'il appliquait mal le Céphalo- tribe, soit parce qu'il n'avait pas reconnu la position de la tête du fœtus? Le forceps ordinaire lui-même n'a-t-il pas souvent glissé entre les mains de l'opérateur? Ainsi, comme le forceps ordinaire, *bien appliqué,* ne glisse jamais, de même le Cépha- lotribe, *bien appliqué,* ne glissera jamais.

Il pourrait encore arriver que le Céphalotribe, dans un cas de resserrement ou de déformation considérable du bassin (au- dessous de deux pouces, par exemple), ne pût pas pénétrer au-dessus du détroit abdominal très-déformé; eh bien ! dans ce cas, je n'hésiterais pas à perforer, d'abord, la tête du fœtus, soit avec les ciseaux de Smellie, soit avec un bistouri, dont j'aurais garni la lame de linge, jusque près de la pointe; puis le volume de la tête étant diminué par la sortie de la matière cérébrale, j'aurais plus de facilité à passer le Céphalotribe entre l'orifice utérin et la tête.

Je supposerai même un rétrécissement tel que le bassin sera au-dessous de quinze lignes; si le fœtus était mort, je ferais peut-être, d'abord, la symphyséotomie, suivant mon procédé; ensuite la perforation de la tête avec les ciseaux de Smellie, et enfin le broiement avec le Céphalotribe, au lieu d'avoir recours à l'opération césarienne.

Le but que je me suis proposé d'atteindre, dans ce travail, est, comme on le voit, de faire rejeter, principalement, *les crochets aigus*, de la pratique de l'art des accouchemens.

FIN.

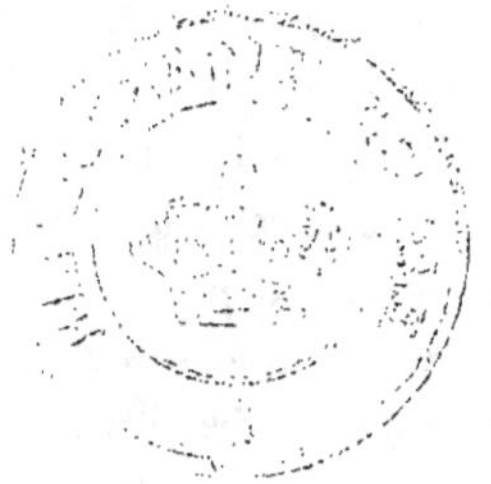